ISBN 978-3-662-39286-7   ISBN 978-3-662-40319-8 (eBook)
DOI 10.1007/978-3-662-40319-8

Springer-Verlag Berlin Heidelberg GmbH

Kommentar
zum
Arzneibuch für das Deutsche Reich.

Vierte Ausgabe.

(Pharmacopoea Germanica, editio IV.)

Ergänzungsband

zum Kommentar für die III. Ausgabe des Arzneibuchs,
enthaltend Nachträge und die Veränderungen der IV. Ausgabe
des Arzneibuchs,

herausgegeben von

B. Fischer, und **C. Hartwich,**
Breslau. Zürich.

In Leinwand gebunden Preis M. 7,—.

Der obige Kommentar, in erster Linie für die Besitzer des Hager-Fischer-Hartwich'schen Kommentars zur III. Ausgabe berechnet, wird sich vermöge seiner praktischen Anlage auch für die Besitzer anderer Kommentare als ein werthvoller Führer für die IV. Ausgabe des Arzneibuches erweisen.

Um denjenigen Apothekern, welche den Hager-Fischer-Hartwich'schen Kommentar zur III. Ausgabe nicht besitzen, die Möglichkeit zu geben, mit Hilfe des Ergänzungsbandes einen absolut zuverlässigen, auf der Höhe der Zeit stehenden Kommentar zu einem wohlfeilen Preise zu erwerben, hat eine

Preisermässigung für den Hager-Fischer-Hartwich'schen Kommentar

zur III. Ausgabe des Arzneibuches, 2. Auflage 1896, 2 Bände,

stattgefunden, wonach derselbe, solange der hierzu bestimmte Vorrath reicht, zum Preise von

M. 12,— (statt bisher M. 26,—) für das broschirte Exemplar,
M. 16,— (statt bisher M. 30,—) für das in 2 Halblederbdn. geb. Expl.

zu beziehen ist.

Bestellungen nimmt jede Buchhandlung entgegen.

Die mit einem † bezeichneten Mittel sind vorsichtig aufzubewahren.
Die mit zwei †† bezeichneten Mittel sind sehr vorsichtig aufzubewahren.
Die mit einem * bezeichneten Mittel sind vor Licht geschützt aufzubewahren.

Acetum aromatic.

Ol. Cinnam.......... 1
- Junip........... 1
- Lavandul........ 1
- Menth. pip...... 1
- Rosmarin........ 1
- Citri........... 2
- Caryophyll...... 2

werden gelöst in

Spirit............ 41
und hierauf hinzugefügt
Acid. acet. dil..... 350
Aq. dest......... 1900
Die Mischung wird nach achttägigem Stehen filtrirt.

Acetum Scillae.

Bulb. Scill. conc..... 5
Spirit............ 5
Acid. acet. dilut..... 9
Aq. dest.......... 36
Die Mischung wird 3 Tage macerirt, dann ohne stärkeres Auspressen durchgeseiht und nach 24stündigem Absetzen filtrirt.

† Acid. carbolic. liquef.

Acid. carbolic..... 100
Aq. dest.......... 10

Die Säure wird bei gelinder Wärme geschmolzen und hierauf das Wasser hinzugefügt.

Acid. hydrochlor. dilut.

Acid. hydrochlor..... 1
Aq. dest.......... 1
Spez. Gewicht 1,061.

Acid. sulfuric. dilut.

Acid. sulfuric....... 1
Aq. dest.......... 5
Die Säure wird zum Wasser nach und nach hinzugesetzt.
Spez. Gew. 1,110 bis 1,114.

Adeps benzoatus.

Acid. benzoïc....... 1
wird gelöst in
Adip. suill........ 99
welche im Dampfbade geschmolzen sind.

Adeps Lanae cum aqua.

Adip. Lanae....... 75
Aq. dest.......... 25
werden gemischt.

Aether bromatus.
Acid. sulfur. 12
Spirit. p. spec. 0,816 7
werden gemischt. Nach dem Erkalten werden in diese Mischung nach und nach eingetragen
Kal. bromat. pulv. . . . 12
und hierauf im Sandbade abdestillirt; das Destillat wird zuerst mit einem gleichen Raumtheile Schwefelsäure, dann mit einer Pottaschelösung (1:20) geschüttelt, mit Calciumchlorid entwässert und aus dem Wasserbade rectifizirt. Spez. Gewicht 1,453 bis 1,457. Spkt. 38—40°.

* Ammon. chlorat. ferrat.
Ammon. chlorat. 32
werden in einer Porzellanschale mit
Liq. Ferri sesquichl. . . 9
gemischt und unter fortwährendem Umrühren im Dampfbade zur Trockne eingedampft.

*† Aq. Amygdal. amar.
Amygd. amar. 12
werden grob gepulvert und dann durch Pressen, aber ohne Erwärmen, vom fetten Oele befreit. Die Presskuchen werden mittelfein gepulvert und dieses Pulver mit
Aq. commun. 20
gut gemischt in eine geräumige Destillirblase eingefüllt, durch welche Wasserdämpfe hindurchstreichen können. Hierauf werden 9 Theile in eine Vorlage abdestillirt, welche
Spirit. 3
enthält. Das Destillat wird nöthigenfalls mit einer Mischung aus
Spirit. 1
und
Aq. dest. 3
soweit verdünnt, dass in 1000 Theilen 1 Theil Cyanwasserstoff enthalten ist. Spez. Gew. 0,970 bis 0,980.

Aq. Calcariae.
Calcar. ust. 1
wird mit
Aq. dest. 4
gelöscht und dann gemischt mit
Aq. dest. 50
Nach dem Absetzen wird die Flüssigkeit ab- und fortgegossen und der Bodensatz vermischt mit weiteren
Aq. dest. 50
Zum Gebrauch werde filtrirt.

Aq. carbolisata.
Acid. carbolic. liquef. . . 22
Aq. dest. 978

Aq. Cinnamomi.
Cort. Cinnam. pulv. gr. 1
Spirit. 1
Aq. comm. q. s.
Nach 12stündigem Stehen der Mischung werden 10 Theile abdestillirt.

Aq. cresolica.
Liquor. cresoli sapon. . 1
Aq. dest. 9
werden gemischt. Zu Desinfektionszwecken kann gewöhnliches Wasser Verwendung finden.

Aq. Foeniculi.
Fruct. Foenic. cont. . . 1
Aq. comm. q. s.
Abdestillirt werden 30 Theile.

Aq. Menth. pip.
Fol. Menth. pip. conc. . 1
Aq. comm. q. s.
Abdestillirt werden 10 Theile.

Aq. Picis.
Pic. liquid. 1
wird mit
Lap. Pumic. pulv. gr. . 3
welche vorher gewaschen und wieder getrocknet sind, gemischt. Von dieser Mischung werden 2 Theile mit
Aq. dest. 5
5 Minuten geschüttelt und dann abfiltrirt.

Aq. Plumbi.

Liq. Plumb. subacet... 1
Aq. dest. 49

Aq. Rosae.

Ol. Rosae ...... gtts. 4
Aq. dest. tepid. ... 1 Ltr.
Die Mischung wird einige Zeit geschüttelt und dann filtrirt.

† Argent. nitric. c. Kal. nitric.

Arg. nitric. 1
Kal. nitric. 2
Die Salze werden gemischt, geschmolzen und in Stäbchenform gegossen.

Balsam. Nucistae.

Cerae flav. 2
Ol. Olivar 1
Ol. Nucistae 6
Nach dem Schmelzen im Dampfbade wird das Gemisch klart und in Kapseln ausgegossen

Bismut. subnitric.

Bismut. pulv. gr. 1
Acid. nitric. p. spec. 1,2 5
Das Wismut wird nach und nach in die auf 75—90° erhitzte Säure eingetragen. Nach erfolgter Lösung wird bis zur völligen Klärung bei Seite gestellt und dann die klar abgegossene Lösung zur Krystallisation eingedampft. Die erhaltenen Krystalle werden mit wenig salpetersäurehaltigem Wasser abgespült. 1 Theil dieser Krystalle wird mit 4 Theilen dest. Wasser zerrieben und diese Mischung unter Umrühren in 21 Theile siedendes dest. Wasser eingetragen. Nach dem Abscheiden des Niederschlages wird die überstehende Flüssigkeit entfernt, der Niederschlag auf ein Filter gebracht, nach dem Ablaufen des Filtrates mit 1 Raumtheile kaltem Wasser nachgewaschen und schliesslich bei 30° getrocknet.

Calc. phosporic.

Calc. carb. praec. 20
Acid. hydrochl. 50
Aq. dest. 50
Nach erfolgter Lösung wird die Flüssigkeit klar abgegossen, mit Chlorwasser im Ueberschuss versetzt, bis zum Verschwinden des Chlorgeruchs erwärmt, hierauf ½ Stunde bei 35 bis 40° digerirt mit
Calc. hydric. 1
und dann abfiltrirt. Dem Filtrat wird
Acid. phosphor. 1
und nach dem Erkalten eine auf 20 bis 25° abgekühlte Lösung von
Natr. phosphor. 61
in
Aq. dest. ferv. 300
unter Umrühren zugesetzt. Hierauf wird so lange umgerührt, bis der Niederschlag krystallinisch geworden ist. Der Niederschlag wird gut ausgewaschen, stark abgepresst, bei gelinder Wärme getrocknet und fein gepulvert.

Charta nitrata.

Kal. nitric. 1
Aq. dest. 5
Weisses Filtrirpapier wird mit der Salzlösung getränkt und dann getrocknet.

Collodium.

Lanae Collodii 2
Spirit. 6
Aether. 42
Die Mischung wird wiederholt umgeschüttelt und die Lösung klar abgegossen.
Die Kollodiumwolle wird in der Weise bereitet, dass
Acid. nitric. crud. ... 400
vorsichtig gemischt werden mit
Acid. sulfur. crud. .. 1000
und nach dem Abkühlen der Mischung auf 20°

Gossyp. dep. 55
in dieselbe eingedrückt und das Gemisch 24 Stunden bei 15 bis 20° hingestellt wird. Hierauf wird die Masse auf einen Trichter gebracht, 24 Stunden auf demselben zum Abtropfen belassen, der Rückstand bis zur vollständigen Entfernung der freien Säure mit dest. Wasser ausgewaschen, dann ausgedrückt und bei 25° getrocknet.

† Collod. cantharid.

Canth. pulv. gr. 1
wird mit Aether erschöpft. Der klare Auszug wird in gelinder Wärme zur Sirupsdicke eingedunstet und mit soviel Kollodium gemischt, dass das Gesammtgewicht dem der angewandten Kanthariden gleichkommt.

Collod. elastic.

Collod. 94
Ol. Ricini 1
Terebinth. 5

† Cuprum aluminat.

Alum. pulv. 16
Cupr. sulf. pulv. 16
Kal. nitr. pulv. 16
werden nach vorherigem Mischen in einer Porzellanschale durch mässiges Erhitzen geschmolzen und dann eine vorher bereitete Mischung von
Camphor. trit. 1
und
Alum. pulv. 1
durch Rühren beigemengt. Die Mischung wird in Stäbchenform oder auf eine kalte Platte ausgegossen.

Decocta.

Zur Bereitung von Abkochungen wird das nöthigenfalls zerkleinerte Arzneimittel in einem geeigneten Gefässe mit kaltem Wasser übergossen und eine halbe Stunde lang im Wasserbade unter wiederholtem Umrühren erhitzt. Alsdann wird die noch warme Flüssigkeit abgepresst.

Bei Abkochungen, für welche die Menge des anzuwendenden Arzneimittels nicht vorgeschrieben ist, wird ein Theil desselben auf 10 Theile Abkochung genommen. Ausgenommen hiervon sind Drogen der Tabelle C, von welchen Abkochungen nur dann abzugeben sind, wenn die Menge des Arzneimittels vorgeschrieben ist. Wenn Decoctum Althaeae oder Decoctum Seminum Lini verlangt werden, sind statt dieser kalt bereitete Auszüge abzugeben. Zu ihrer Bereitung werden die zerschnittene Wurzel oder der ganze Samen mit kaltem Wasser übergossen und eine halbe Stunde lang ohne Umrühren stehen gelassen. Der schleimige Auszug wird ohne Pressung von dem Rückstande getrennt.

Dec. Sarsap. comp.

Rad. Sarsap. conc. . . . 20
werden 24 Stunden bei 35—40° digerirt mit
Aq. dest. 520
und dann nach Zusatz von
Sacch. 1
und
Alum. 1
3 Stunden im Dampfbade belassen. Hierauf werden zugesetzt
Fruct. Anisi cont. 1
- Foenic. cont. . . 1
Fol. Senn. conc. 5
Rad. Liquir. conc. . . . 2
Die Mischung wird eine Viertelstunde im Dampfbade belassen, die Flüssigkeit durch Abpressen vom Rückstande getrennt und nach dem Absetzen und Abgiessen das Gewicht durch Wasserzusatz auf 500 Theile gebracht.

Elaeosacchara.

Ol. aeth. 1
Sacch. pulv. 50
1 Grm. ätherisches Oel ist gleich 25 Tropfen.

Elect. e Senna.
Fol. Senn. pulv. 1
  wird zuerst mit
Sirup. simpl. 4
  dann mit
Pulp. Tamarind. dep. . 5
gemicht und das Gemisch eine Stunde im Dampfbade erwärmt.

Elix. amarum.
Extr. Absinth. 2
Elaeos. Menth. pip. . . . 1
Aq. dest. 5
Tr. aromat. 1
  - amar. 1
Das Extrakt und der Oelzucker werden mit dem Wasser zerrieben und dieser Mischung die Tinkturen zugesetzt. Nach dem Absetzen wird filtrirt.

Elix. Aurant. comp.
Cort. Aurant. Fruct. conc. 20
  - Cinnam. pulv. gr. . 4
Kal. carbon. 1
Vin. Xerens. 100
Das Gemisch wird 8 Tage macerirt, abgepresst, das Gewicht der Flüssigkeit durch Zusatz von Xereswein auf 92 Theile gebracht und darin aufgelöst
Extr. Absinth. 2
  - Cascarill. 2
  - Gentian. 2
  - Trifol. fibr. 2
Die Mischung wird nach dem Absetzen filtrirt.

Elix. e Succ. Liquir.
Succ. Liquir. dep. 1
  wird in
Aq. Foenic. 3
gelöst und hierauf hinzugesetzt
Liq. Ammonii anis. . . . 1
Die Mischung wird nach 3tägigem Stehen bei 20° filtrirt.

Empl. adhaesivum.
Empl. Lithargyri 40
werden durch längeres Erwärmen entwässert und zusammengeschmolzen mit

Paraffini liquid. 2,5
Paraffini solidi 2,5
Dann fügt man zu eine Mischung aus
Colophonii 85
Dammar. 10
  sowie eine Lösung aus
Kautschuk 10
Benzin. Petrol. 75
Das Gemisch wird unter Umrühren bis zur vollkommenen Verdunstung des Petroleumäthers im Wasserbade erwärmt.

Empl. Canth. ord.
Canth. pulv. 2
werden im Dampfbade 2 Stunden erwärmt mit
Ol. Olivar. 1
  Hierauf werden
Cerae flav. 4
  und
Terebinth. 1
zugefügt und geschmolzen, die Mischung vom Dampfbade entfernt und bis zum Erkalten gerührt.

Empl. Canth. perpet.
Colophon. 14
  und
Terebinth. 7
werden im Dampfbade geschmolzen, dann
Cerae flav. 10
  und
Seb. ovil. 4
hinzugefügt, die geschmolzene Masse mit
Canth. pulv. 4
  und
Euphorb. pulv. 1
gemischt, die Mischung vom Dampfbade entfernt und bis zum Erkalten gerührt

Empl. Canth. pro usu veterin.
Colophon. 6
Terebinth. 6
Canth. pulv. gr.|. 3

Euphorb. pulv........ 1
Kolophonium u. Terpentin werden im Dampfbade geschmolzen u. der halberkalteten Mischung die Pulver gleichmässig beigemengt.

Empl. Cerussae.

Ceruss. pulv........ 7
Ol. Olivar.......... 2
Empl. Litharg....... 12
Das Bleiweiss wird mit dem Oel angerieben, dann das geschmolzene Bleipflaster zugesetzt und das Gemisch unter Umrühren und bisweiligem Wasserzusatze bis zur Pflasterkonsistenz gekocht.

Empl. fusc. camph.

Minii pulv......... 30
Ol. Oliv. comm...... 60
Cerae flav......... 15
Camph. trit......... 1
Ol. Olivar.......... 1
Die Mennige wird mit dem Olivenöl unter fortwährendem Umrühren gekocht, bis die Masse schwarzbraun geworden ist, dann werden das Wachs und der mit dem Olivenöl angeriebene Kampher zugefügt.

Empl. Hydrargyri.

Hydrargyri......... 30
Adip. Lanae........ 15
Beide werden innig verrieben, bis mit dem Auge Quecksilberkügelchen nicht mehr erkennbar sind; dann wird die Verreibung in einer zuvor geschmolzenen, halb erkalteten Mischung aus
Empl. Litharg....... 90
und
Cerae flav......... 15
gleichmässig vertheilt.

Empl. Lithargyri.

Ol. Oliv. comm...... 5
Adip. suill......... 5
Lithargyr. pulv...... 5
Aq. dest........... 1
Die Bleiglätte wird vor dem Zusatz zu den Fetten mit dem Wasser angerieben und dann die Mischung bei mässigem Feuer unter fortwährendem Umrühren und bisweiligem Zusatze von Wasser bis zur Vollendung der Pflasterbildung gekocht. Das noch warme Pflaster wird durch wiederholtes Durchkneten mit warmem Wasser vom Glyzerin befreit.

Empl. Litharg. comp.

Empl. Litharg....... 24
Cerae flav......... 3
Ammoniac......... 2
Galban........... 2
Terebinth......... 2
Bleipflaster und Wachs werden bei gelinder Wärme geschmolzen und der halb erkalteten Masse die unter Hinzufügung von etwas Wasser im Dampfbade bewirkte und durchgeseihte Mischung der übrigen Bestandtheile zugesetzt.

Empl. saponat.

Empl. Litharg....... 70
Cerae flav......... 10
Sapon. med. pulv.... 5
Camphor. trit....... 1
Ol. Olivar.......... 1
Bleipflaster und Wachs werden bei gelinder Wärme geschmolzen und der halberkalteten Masse das Seifenpulver und der mit dem Oel angeriebene Kampher unter Umrühren zugesetzt.

Emulsiones.

1. Samen-Emulsion.
Semin............ 1
zu 10 Theilen Kolatur.

2. Oel-Emulsion.
Olei............. 2
Gumm. arab. pulv.... 1
Aq. dest.......... 17

Extracta.

Die zur Bereitung der Extrakte bestimmten Stoffe sollen in dem vorgeschriebenen Grade der Zerkleinerung angewendet werden.

Die nach den Einzelvorschriften gewonnenen u. entsprechend geklärten Auszüge werden unter fortwährendem Umrühren im Wasserbade bis zur Extraktdicke eingedampft; bei wässerigen und weingeistigen Auszügen soll die Verdampfungstemperatur 85°, bei ätherischen 35° C nicht übersteigen. Die mit Hülfe von Weingeist bereiteten Extrakte sind gegen Ende des Eindampfens mit kleineren Mengen Weingeist zu versetzen und unter Umrühren fertig zu stellen. Die Extrakte werden hinsichtlich der Konsistenz in 3 Abstufungen bereitet, nämlich

1. dünne, welche in ihrer Konsistenz dem frischen Honig gleichen,
2. dicke, welche erkaltet sich nicht ausgiessen lassen,
3. trockene, welche sich zerreiben lassen.

Die getrockneten Extrakte werden in der Weise bereitet, dass man die Extrakte in Porzellangefässen abdampft, bis sie eine zähe und nach dem Erkalten zerreibliche Masse darstellen. Diese letztere nimmt man noch warm mit einem Spatel aus dem Gefässe heraus, zieht sie in dünne Streifen und trocknet sie bei gelinder Wärme.

Werden 2 g eines Extraktes eingeäschert, und wird die Asche mit 5 ccm verdünnter Salzsäure erwärmt, so soll die filtrirte Flüssigkeit auf Zusatz von Schwefelwasserstoffwasser nicht verändert werden.

Trockene, narkotische Extrakte werden aus dicken Extrakten bereitet, indem man vier Theile Extrakt und drei Theile feingepulvertes Süssholz in einem Porzellangefässe mengt und das Gemisch im Wasserbade austrocknet, bis es nicht mehr an Gewicht verliert. Die trockene Masse wird noch warm zerrieben und mit so viel feingepulvertem Süssholze vermischt, dass das Gewicht der Gesammtmenge acht Theile beträgt.

Extracta fluida.

Ein Gewichtstheil der Fluidextrakte entspricht einem Gewichtstheile der angewandten, lufttrockenen Droge. Fluidextrakte werden in folgender Weise bereitet:

100 Theile der gepulverten Droge werden mit der zur Befeuchtung angegebenen Menge des Lösungsmittels gleichmässig vermischt und in einem gut verschlossenen Gefässe 2—3 Stunden lang bei Seite gestellt. Das Gemisch wird darauf in einem geeigneten Perkolator so fest eingedrückt, dass grössere Lufträume sich nicht bilden können, und mit dem Lösungsmittel so lange übergossen, bis der Auszug aus der unteren Oeffnung abzutropfen beginnt, während die Droge noch von dem Lösungsmittel bedeckt bleibt. Nunmehr wird die untere Oeffnung des Perkolators geschlossen, derselbe oben zugedeckt und das Ganze 24 Stunden lang bei 15° bis 20° stehen gelassen. Nach dieser Zeit lässt man in der Weise abtropfen, dass in einer Minute nicht mehr als 40 Tropfen abfliessen.

Den zuerst erhaltenen, in einer Menge von 85 Theilen der trockenen Droge entsprechenden Auszug stellt man bei Seite und giesst in den Perkolator so lange von dem Lösungsmittel nach, bis die Droge vollständig erschöpft ist. Der dabei gewonnene zweite Auszug wird durch Abdampfen oder, um den Weingeist wieder zu gewinnen, durch Destillation und nachheriges Abdampfen in ein dünnes Extrakt verwandelt, jedoch ist die Temperatur, bei welcher das Abdampfen geschieht, so zu wählen, dass etwa flüchtige Bestandtheile der Drogen so wenig wie möglich verloren gehen.

Dem so erhaltenen, dünnen Extrakte wird soviel des vorgeschriebenen Lösungsmittels zugesetzt, dass die Lösung, mit den zurückgestellten ersten 85 Theilen Auszug gemischt, 100 Theile Fluidextrakt giebt. Das fertige Fluidextrakt wird einige Tage lang der Ruhe überlassen und dann, wenn nöthig, filtrirt.

Extr. narcot. soluta.

Extr. spiss. 10
Aq. dest. 6
Spirit. 1
Glycerin 3

Extr. Absinth.

Hb. Absinth. conc. . . . 2
werden mit
Spirit. 2
und
Aq. dest. 8
24 Stunden macerirt und dann abgepresst. Der Rückstand wird mit
Spirit. 1
und
Aq. dest. 4
ebenso behandelt. Ein dickes Extrakt.

Extr. Aloës.

Aloës 1
wird gelöst in
Aq. dest. ebull. 5
und hinzugefügt
Aq. dest. 5
Die Lösung wird nach 2 Tagen von dem Harze abgegossen, filtrirt und zu einem trockenen Extrakte eingedunstet.

† Extr. Belladonn.

Hb. Bellad. recent. et floresc. 20
werden mit
Aq. dest. 1
besprengt, zerstossen und ausgepresst. Dasselbe Verfahren wird mit
Aq. dest. 3
wiederholt. Die gemischten Flüssigkeiten werden auf 80° erwärmt, durchgeseiht, auf 2 Theile eingedampft und mit
Spirit. 2
versetzt. Die Mischung wird bisweilen umgeschüttelt und nach 24 Stunden durchgeseiht. Der hierbei erhaltene Rückstand wird mit
Spirit. dilut. 1
in einem geschlossenen Gefässe etwas erwärmt und mehrfach umgeschüttelt. Die nach dem Absetzen abgegossene Flüssigkeit wird der früher erhaltenen zugefügt, die Mischung filtrirt und zu einem dicken Extrakte eingedampft.

Extr. Calami.

Rhiz. Calam. conc. . . . 2
werden mit
Spirit. 4
und
Aq. dest. 6
4 Tage macerirt und dann abgepresst. Der Rückstand wird mit
Spirit. 2
und
Aq. dest. 3
24 Stunden ebenso behandelt. Die Pressflüssigkeiten werden im Wasserbade erhitzt, 2 Tage stehen gelassen, filtrirt und eingedampft. Ein dickes Extrakt.

Extr. Card. benedict.

Hb. Card. benedict. conc. 1
wird mit
Aq. dest. ferv. 5
übergossen und 6 Stunden bei 35–40° digerirt. Nach dem Abpressen wird der Rückstand nochmals mit
Aq. dest. ferv. 3
übergossen und 3 Stunden digerirt. Die Pressflüssigkeiten werden auf 2 Theile eingedampft, nach dem Erkalten 1 Theil Weingeist zugefügt, 2 Tage stehen gelassen, filtrirt u. eingedampft.

Extr. Cascarill.

Cort. Cascarill. pulv. gr. 1
wird übergossen mit

Aq. dest. ferv. 5
24 Stunden stehen gelassen und
dann abgepresst. Der Rückstand
wird nochmals mit
Aq. dest. ferv. 3
ebenso behandelt. Die Pressflüssigkeiten werden auf 2 Theile
eingedampft, einige Tage an
kühlem Orte stehen gelassen,
klar abgegossen und zu einem
dicken Extrakte eingedampft.

Extr. Chinae aquos.
Cort. Chin. pulv. gr. . . 1
wird mit
Aq. dest. 10
48 Stunden macerirt und dann
abgepresst. Der Rückstand wird
nochmals ebenso behandelt mit
Aq. dest. 10
Die abgepressten Flüssigkeiten
werden auf 2 Theile eingedampft,
nach dem Erkalten filtrirt und
daraus ein dünnes Extrakt bereitet.

Extr. Chinae spirit.
Cort. Chin. pulv. gr. . . 1
wird mit
Spirit. dilut. 5
6 Tage macerirt und dann abgepresst. Der Rückstand wird
mit
Spirit. dilut. 5
3 Tage ebenso behandelt. Die
Pressflüssigkeiten 2 Tage stehen
gelassen, filtrit und zu trockenem Extrakte eingedampft.

† Extr. Colocynthidis.
Fruct. Colocynth. sine
semin. conc. 2
werden mit
Spirit. dilut. 15
6 Tage macerirt und dann abgepresst. Der Rückstand wird
mit
Spirit. dilut. 5
und
Aq. dest. 5
3 Tage ebenso behandelt. Ein
trockenes Extrakt.

Extr. Condurango fluid.
Cort. Condurango pulv. 100
werden befeuchtet mit einem
Gemisch aus
Spirit. 15
Aqua 25
Glycerin 10
Darauf werden mit der nöthigen
Menge Lösungsmittel aus
Spirit. 1
und
Aqua 3
nach dem bei Extr. fluida angegebenen Verfahren 100 Theile
Fluidextrakt bereitet.

Extr. Cubebar.
Cubeb. pulv. gr. 2
werden mit
Aether. 3
und
Spirit. 3
3 Tage macerirt und dann abgepresst. Der Rückstand wird
nochmals ebenso behandelt mit
Aether. 2
und
Spirit. 2
Ein dünnes Extrakt.

Extr. Ferri pomat.
Pom. matur. acid. 50
werden zerstossen und ausgepresst. Der Flüssigkeit wird
zugesetzt
Ferr. pulv. 1
und die Mischung sofort im
Wasserbade bis zur Beendigung
der Gasentwicklung erwärmt.
Die Flüssigkeit wird dann mit
dest. Wasser auf 50 Theile verdünnt, mehrere Tage der Ruhe
überlassen, filtrirt und zu einem
dicken Extrakt eingedampft.

Extr. Filicis.
Rhiz. Filic. pulv. gr. . . 1
wird mit
Aether. 3
3 Tage macerirt und dann abgepresst. Der Rückstand wird
nochmals ebenso behandelt mit

Aether. 2
Ein dünnes Extrakt.

Extr. Frangulae fluid.
Cort. Frangul. conc. 100
werden mit der erforderlichen
Menge eines Gemisches aus
Spirit. 3
und
Aq. dest. 7
nach der unter Extr. fluid. gegebenen Vorschrift zu 100 Theilen Fluidextrakt verarbeitet.

Extr. Gentian. *
Rad. Gentian. conc. . . 1
wird mit
Aq. dest. 5
48 Stunden macerirt und dann abgepresst. Die Pressflüssigkeit wird eingedampft, während der Rückstand nochmals 12 Stunden ebenso behandelt wird mit
Aq. 3
Pressflüssigkeiten werden vereinigt, auf 3 Theile eingedampft, nach dem Erkalten mit
Spirit. 1
versetzt, 2 Tage absetzen lassen, filtrirt und zu dickem Extrakt eingedampft.

Extr. Hydrast. fluid.
Rhiz. Hydrast. pulv. gr. 100
werden mit
Spirit. dilut. 35
angefeuchtet und mit der nöthigen Menge verdünntem Weingeist 100 Theile Fluidextrakt dargestellt.

† Extr. Hyoscyami.
Wird aus frischem, in der Blüthe stehenden Bilsenkraut in derselben Weise wie Extr. Belladonn. dargestellt.

† Extr. Opii.
Opii pulv. 2
werden mit
Aq. dest. 10
24 Stunden macerirt und dann abgepresst. Der Rückstand wird nochmals ebenso behandelt mit

Aq. dest. 5
Ein trockenes Extrakt.

Extr. Rheï.
Rad. Rheï conc. 2
werden mit
Spirit. 4
und
Aq. dest. 6
24 Stunden macerirt und dann abgepresst. Der Rückstand wird nochmals ebenso behandelt mit
Spirit. 2
und
Aq. dest 3
Die Pressflüssigkeiten werden gemischt, 2 Tage absetzen lassen, filtrirt und zu trockenem Extrakte eingedampft.

Extr. Rheï compos.
Extr. Rheï 6
- Aloës 2
Resin. Jalapae 1
Sap. medicat. pulv. . . . 4
Die Bestandtheile werden fein zerrieben und gemischt.

Extr. Secal. cornut.
Sec. cornut. pulv. gr.
(rec. parat.) 2
werden mit
Aq. dest. 4
6 Stunden macerirt und dann abgepresst. Der Rückstand wird nochmals ebenso behandelt mit
Aq. dest. 4
Die abgepressten Flüssigkeiten werden gemischt, durchgeseiht und auf einen Theil eingedampft. Dieser Rückstand wird mit
Spirit. 1
gemischt, 3 Tage stehen gelassen, filtrirt und zu einem dicken Extrakte eingedampft.

Extr. Secal. cornut. fluid.
Secal. cornut. gr. pulv. 100
werden mit 35 Theilen eines Lösungsmittels aus
Spirit. 2
Aq. 8

befeuchtet und mit der nöthigen Menge desselben Lösungsmittels 100 Theile Fluidextrakt dargestellt, wie bei Extr. fluida beschrieben; doch sind dem zweiten Auszuge vor dem Abdampfen 2,4 Theile Salzsäure zuzufügen.

† Extr. Strychni.

Sem. Strychn. pulv. gr 10
werden mit
Spirit. dilut. 20
24 Stunden digerirt (nicht über 40°) und dann abgepresst. Der Rückstand wird nochmals ebenso behandelt mit
Spirit. dilut. 15
Die Flüssigkeiten werden nach mehrtägigem Absetzen filtrirt. Ein trockenes Extrakt.

Extr. Taraxaci.

Rad. Tarax. c. herb. conc. 1
wird mit
Aq. dest. 5
48 Stunden macerirt und dann abgepresst. Der Rückstand wird nochmals 12 Stunden ebenso behandelt mit
Aq. dest. 3
Die Flüssigkeiten werden gemischt, auf 2 Theile eingedampft und mit
Spirit. 1
versetzt. Die Mischung bleibt 2 Tage stehen, wird dann filtrirt und zu einem dicken Extrakt eingedampft.

Extr. Trifol. fibrin.

Hb. Trifol. fibr. conc. . 1
wird mit
Aq. dest. ferv. 5
übergossen. 6 Stunden digerirt und abgepresst. Der Rückstand wird nochmals mit
Aq. dest. ferv. 3
übergossen und 3 Stunden wie vorstehend behandelt. Die Pressflüssigkeiten werden vereinigt, auf 2 Theile eingedampft und mit
Spirit. 1
versetzt. Nach zweitägigem Stehen wird filtrirt und zu einem dicken Extrakt eingedampft.

Ferr. carb. sacch.

Ferr. sulfur. 5
Aq. dest. ferv. 20
Natr. bicarb. 35
Aq. dest. tepid. 50
Das Ferrosulfat wird in dem siedenden Wasser gelöst und die Lösung in eine Flasche filtrirt, welche die klare Lösung des Natriumbicarbonats in dem lauwarmen Wasser enthält. Nach vorsichtiger Mischung des Flascheninhaltes füllt man die Flasche mit heissem dest. Wasser, verschliesst lose und lässt absetzen; dann zieht man die über dem Niederschlage stehende Flüssigkeit mit einem Heber ab und füllt die Flasche wiederum mit heissem Wasser. Das Auswaschen wird so oft wiederholt, bis die Flüssigkeis durch Baryumnitratlösung kaum noch getrübt wird. Den von Flüssigkeit möglichst befreiten Niederschlag bringt man in eine Porzellanschale, welche
Sacch. Lact. pulv. . . . 1
Sacch. pulv. 3
enthält, verdampft im Dampfbade zur Trockne, zerreibt den Rückstand und mischt so viel trockenes Zuckerpulver hinzu, dass das Gewicht 10 Theile beträgt.

Ferr. citric. oxyd.

Eine Mischung von
Liq. Ferr. sesquichl. . . 25
und
Aq. dest. 100
wird in ein Gemenge von
Liq. Ammonii caust. . . 25
und
Aq. dest. 75
eingegossen (ein kleiner Ueberschuss Ammoniakflüssigkeit muss vorhanden sein). Die Flüssigkeit wird dann vom Niederschlage abgegossen und dieser auf einem Filter so lange ausgewaschen, bis einige Tropfen des mit Salpetersäure angesäuerten Filtrates durch Silbernitratlösung höchstens opalsirend getrübt werden. Dann wird

der Niederschlag in eine Lösung von
Acid. citric. 9
in
Aq. dest. 10
eingetragen und bei einer 50° nicht übersteigenden Wärme bis zur nahezu völligen Lösung stehen gelassen. Die Lösung wird filtrirt, bei höchstens 50° zur Sirupsdicke eingeengt und bei derselben Wärme, auf Glasplatten ausgestrichen, getrocknet.

Ferr. oxyd. sacch.
Liq. Ferr. sesquichl. . . 30
werden verdünnt mit
Aq. dest. 150
Dieser Mischung wird nach und nach unter Umrühren hinzugesetzt eine Lösung von
Natr. carbonic. 26
in
Aq. dest. 150
mit der Vorsicht, dass bis gegen Ende der Fällung vor jedem Zusatze die Wiederauflösung des entstandenen Niederschlages abgewartet wird. Nach vollendeter Fällung wird der Niederschlag so lange ausgewaschen (durch Zugabe von Wasser, Absetzenlassen und Abgiessen), bis das Ablaufende mit 5 Theilen Wasser verdünnt durch Silbernitratlösung nicht mehr als opalisirend getrübt wird. Dann sammelt man den Niederschlag auf einem angefeuchteten Tuche, drückt ihn nach dem Abtropfen aus und mischt ihn in einer Porzellanschale mit
Sacchar. pulv. 50
und
Liq. Natr. caust. 5
Die Mischung wird im Dampfbade bis zur völligen Klärung erwärmt, zur Trockne eingedampft und nach dem Zerreiben mit soviel Zuckerpulver gemischt, dass das Ganze 100 Theile beträgt.

Ferr. sesquichlorat.
Liq. Ferr. sesquichl. . 1000
werden im Dampfbade auf 483 Theile eingedampft und dann bis zur völligen Erstarrung des Rückstandes an einem kühlen, trockenen Orte bei Seite gestellt.

Ferr. sulfuric.
Ferr. 2
Acid. sulfur. 3
Aq. dest. 8
Das Eisen wird mit der verdünnten Säure übergossen und nach Beendigung der Gasentwickelung die noch warme Lösung in 4 Theile Weingeist, die in kreisender Bewegung erhalten werden, filtrirt. Das Krystallmehl wird sofort auf ein Filter gebracht, mit Weingeist nachgewaschen, ausgepresst und auf Filtrirpapier zum raschen Trocknen ausgebreitet.

Ferr. sulfur. sicc.
Ferr. sulfur. 100
werden allmählich in einer Porzellanschale auf dem Wasserbade erwärmt, bis sie 35 bis 36 Theile an Gewicht verloren haben.

*†† Hydr. oxyd. via hum. parat.
Hydr. bichlorat. 2
werden gelöst in
Aq. dest. tepid. 40
und in eine kalte Mischung von
Liq. Natr. caust. . . . 6
und
Aq. dest. 10
unter Umrühren langsam eingegossen. Die Mischung lässt man unter Umrühren eine Stunde bei mässiger Wärme stehen, sammelt den Niederschlag, wäscht ihn aus und trocknet bei 30° unter Lichtabschluss.

*†† Hydr. praecip. alb.
Hydr. bichlorat. 2
werden in
Aq. dest. tepid. 40
gelöst. Nach dem Erkalten werden langsam
Liq. Ammon. caust. . . 3
oder soviel zugegossen, dass dasselbe wenig vorwaltet. Der

Niederschlag wird auf einem Filter gesammelt, allmählich mit
Aq. dest. 18
ausgewaschen und bei 30° unter Lichtabschluss getrocknet.

Infusa.

Aufgüsse werden in der Weise bereitet, dass die Substanz mit heissem Wasser übergossen 5 Minuten den Dämpfen des siedenden Wasserbades ausgesetzt und die Flüssigkeit nach dem Erkalten abgeseiht wird. Ist die Menge der anzuwendenden Substanz nicht vorgeschrieben, so wird 1 Theil derselben auf 10 Theile Aufguss verwendet mit Ausnahme der stark wirkenden Stoffe, von denen der Arzt die Menge vorschreiben muss.

Infus. Senn. comp.

Fol. Senn. conc. 50
wird mit
Aq. dest. ferv. 450
übergossen und 5 Minuten im Dampfbade belassen. In der nach dem Erkalten durchgeseihten Flüssigkeit werden
Tart. natron. 50
Natr. carbon. 1
und
Mannae 100
gelöst. Die Lösung seiht man durch, bringt sie mit kochendem Wasser auf 475 Theile, setzt
Spirit. 25
zu, lässt 24 Stunden absetzen und giesst klar ab.

Kal. sulfurat.

Sulf. sublim. 1
und
Kal. carb. crud. 2
werden nach dem Mischen in einem geräumigen, bedeckten Gefässe so lange über gelindem Feuer erhitzt, bis die Masse nicht mehr schäumt und eine Probe sich ohne Abscheidung von Schwefel in Wasser löst. Man giesst die Masse noch heiss aus und zerstösst sie nach dem Erkalten.

Linim. ammon. camph.

Ol. camphor 3
- Papaver. 1
Liq. Ammon. caust. . . 1

Linim. ammoniat.

Ol. Olivar. 3
- Papaver. 1
Liq. Ammon. caust. . . 1

Linim. sapon. camph.

Sap. medicat. 40
Camphor. 10
Spirit. 420
Ol. Thymi 2
- Rosmarin. 3
Liq. Ammon. caust. . . 25
Seife und Kampher werden bei gelinder Wärme im Weingeist gelöst, die warme Lösung im bedeckten Trichter filtrirt, dem Filtrate die anderen Bestandtheile zugesetzt und das Gemenge schnell abgekühlt.

Liq. Alumin. acet.

Alumin. sulfur. 30
Acid. acet. dilut. 36
Calc. carbon. 13
Aq. dest. 100
Das Aluminiumsulfat wird in 80 Theilen Wasser gelöst, die verd. Essigsäure zugesetzt und nach und nach unter Umrühren das mit 20 Theilen Wasser angeriebene Calciumcarbonat eingetragen. Die Mischung bleibt unter öfterem Umrühren 8 Stunden stehen und wird nach dem Durchsiehen und Abpressen filtrirt. Spez. Gew. 1.044 bis 1.048.

Liq. Ammon. acet.

Liq. Ammon. caust. . . 5
werden mit
Acid. acet. dilut. 6
in einer Porzellanschale bis zum Sieden erhitzt. Nach dem Erkalten wird die Flüssigkeit neutralisirt, filtrirt und durch Was-

serzusatz auf ein spez. Gewicht
von 1,032 bis 1,034 gebracht.

Liq. Ammon. anisat.
Anetholi. 1
Spirit. 24
Liq. Ammon. caust. . . 5
Das Anethol wird im Weingeist
gelöst und dann die Ammoniak-
flüssigkeit zugesetzt.

Liq. Cresoli saponat.
Sapon. kalini. 1
Cresoli crudi. 1
Die Seife wird im Wasserbade
geschmolzen, das Kresol zugesetzt und bis zur Lösung erwärmt.

Liq. Ferr. albuminat.
Album. Ovi sicc. 35
werden gelöst in
Aq. dest. 1000
Die Lösung wird durchgeseiht
und in eine Mischung von
Liq. Ferr. oxychlorat. 120
mit
Aq. dest. 1000
in dünnem Strahle unter Umrühren eingegossen. Zur vollständigen Fällung des Eisen-
albuminates wird nöthigenfalls
mit einer verdünnten Natron-
lauge (Liq. Natr. caust 5 auf
Aq. dest. 95 sehr genau neutralisirt. Nach dem Absetzen und
Abgiessen der über dem Niederschlage befindlichen Flüssigkeit
wird wiederholt ausgewaschen,
bis das Waschwasser, mit Salpetersäure angesäuert und mit
Silbernitratlösung versetzt, nur
noch schwach opalisirt. Dann
wird der Niederschlag auf einem
Seihtuche gesammelt, in eine
gewogene Flasche gebracht, mit
Liq. Natr. caust. 3
die mit
Aq. dest. 50
verdünnt sind, versetzt und
durch Umschütteln gelöst. Nach
erfolgter Lösung werden hinzugefügt
Spirit. 150

Aq. Cinnam. 100
Tinct. aromat. 2
und soviel dest. Wasser, dass
das Gesammtgewicht 1000 Theile
beträgt.

Liq. Ferr. jodat.
Aq. dest. 50
und
Jod. 41
werden gemischt und in die
Mischung nach und nach
Ferr. pulv. 12
unter Umrühren und Abküh-
lung eingetragen, bis eine grüne
Lösung entstanden ist, die
filtrirt wird. Wird Ferr.
jodat. verschrieben, so sind
2 Theile frisch bereitete Lösung
zu nehmen und nöthigenfalls
in einer eisernen Schale rasch
einzudampfen.

Liq. Ferr. oxychlorat.
Liq. Ferr. sesquichl. . . 35
werden verdünnt mit
Aq. dest. 160
und dann in eine Mischung aus
Liq. Ammon. caust. . . 35
und
Aq. dest. 320
unter Umrühren eingegossen.
Der Niederschlag wird gut ausgewaschen, abgepresst, mit
Acid. hydrochl. 3
versetzt, nach 3 tägigem Stehen
bis zur völligen Lösung auf etwa 40° erwärmt und die Flüssigkeit durch Wasserzusatz auf das
spez. Gew. von 1,050 gebracht.

* Liq. Ferr. sesquichlorat.
Ferri 1
und
Acid. hydrochl. 4
werden in einem geräumigen
Kolben bis zur Beendigung der
Einwirkung gelinde erwärmt.
Hierauf wird noch warm ab-
filtrirt, und das Gewicht des un-
gelösten Rückstandes ermittelt.
Dem Filtrat werden auf je 100
Theile in Lösung gegangenes
Eisen zugesetzt

Acid. hydrochl. 260
und
Acid. nitric. 135
und die Mischung in einem
Glaskolben auf dem Wasserbade
erhitzt, bis sie eine röthlich-
braune Farbe angenommen hat
und 1 Tropfen durch Kalium-
ferricyanidlösung nicht mehr
blau gefärbt wird. Die Flüssigkeit wird nunmehr in einer ge-
wogenen Porzellanschale auf
dem Wasserbade eingedunstet,
bis das Gewicht des Rückstandes für je 100 Theile gelöstes
Eisen 483 Theile beträgt. Der
Rückstand ist so oft mit dest
Wasser zu verdünnen und wieder auf 483 Theile einzudampfen,
bis alle Salpetersäure entfernt ist.
Hierauf verdünnt man vor dem
Erkalten auf 1000 Theile oder
zum spez. Gew. von 1,280 bis 1,282.

Liq. Kal. acet.
Acid. acet. dilut. 50
Kal. bicarb. 54
Das Salz wird nach und nach
in die Säure eingetragen, die
Mischung zum Sieden erhitzt,
mit Kaliumbicarbonat neutralisirt und nach dem Erkalten
zum spez. Gew. von 1,176 bis
1,180 verdünnt.

†† Liq. Kal. arsenicos.
Acid. arsenicos. 1
Kal. carbon. 1
und
Aq. dest. 2
werden bis zur völligen Lösung
gekocht und dann hinzugesetzt
Aq. dest. 40
Nach dem Erkalten werden
Spirit. 10
Spirit. Lavandulae ... 5
und soviel Wasser zugesetzt,
dass das Gesammtgewicht 100
Theile beträgt.

Liq. Kal. carbon.
Kal. carbon. 11
werden gelöst in
Aq. dest. 20
Die Lösung wird filtrirt und,
wenn nöthig, auf das spez. Gew.
von 1,330 bis 1,334 verdünnt.

† Liq. Plumb. subacet.
Plumb. acet. crud. ... 3
Lithargyr. 1
Aq. dest. 10
Das Bleiacetat wird mit der
Bleiglätte verrieben und unter
Zusatz von 0,5 Theilen Wasser
in einem bedeckten Gefässe auf
dem Wasserbade erhitzt, bis die
Mischung weiss oder röthlich
weiss geworden ist. Dann wird
das übrige Wasser allmählich
zugefügt und die Flüssigkeit
nach dem Absetzen filtrirt. Spez.
Gew. 1,235 bis 1,240.

Magn. citric. effervesc.
Magn. carbon. 5
Acid. citric. 15
und
Aq. dest. 2
werden gemischt, bei höchstens
30° getrocknet, zerrieben und
dann hinzugesetzt
Natr. bicarb. pulv. ... 17
Acid. citric. pulv. 8
und
Sacch. pulv. 4
Hierauf verwandelt man das
Gemenge, unter tropfenweisem
Zusatz von Weingeist, durch
sanftes Reiben in eine grobkor-
nig-krümelige Masse, welche,
bei gelinder Wärme getrocknet,
durch Absieben gekörnt wird.

Magn. sulf. sicc.
Magn. sulfur. 100
werden im Wasserbade erhitzt,
bis dieselben 35 bis 37 Theile
an Gewicht verloren haben.

Mel depuratum.
Mell. crud. 2
von dem 10 Grm. nicht mehr
als 0.5 ccm Normal-Kalilauge
zur Sättigung erfordern dürfen,
werden im Dampfbade mit
Aq. dest. 3

1 Stunde erwärmt, nach dem Abkühlen auf 50° durch dichten Flanell geseiht und auf dem Wasserbade schnell eingedampft. Spez. Gew. 1,33.

Mel rosatum.
Flor. Rosae conc. 1
werden mit
Spirit. dilut. 5
24 Stunden macerirt, dann abgepresst, filtrirt und das Filtrat mit
Mell. depurat. 9
und
Glycerin. 1
auf 10 Theile eingedampft.

Mixtr. oleos. balsam.
Eugenoli 1
Ol. Lavand. 1
- Cinnam. 1
- Thymi 1
- Citri 1
- Macid. 1
Bals. peruv. 4
Spirit. 240
Die Mischung wird, unter öfterem Umschütteln, mehrere Tage an einem kühlen Orte bei Seite gestellt und dann filtrirt.

Mixtr. sulfur. acid.
Acid. sulfur. 1
wird vorsichtig gemischt mit
Spirit. 3
wobei die Wärme 50° nicht übersteigen darf. Spez. Gew. 0,990 bis 1,002.

Mucilag. Gumm. arab.
Gumm. arab. 1
wird, mit Wasser abgewaschen, in
Aq. dest. 2
gelöst und die Lösung durchgeseiht.

Mucilag. Salep.
Tub. Salep. pulv. 1
wird in
Aq. dest. 9
durch Schütteln gut vertheilt, dann
Aq. dest. ferv. 90
zugefügt und die Mischung bis zum Erkalten derselben geschüttelt.

Natr. carb. sicc.
Natr. carbon. 100
werden, gröblich zerrieben, bei höchstens 25° verwittern gelassen, dann bei 40 bis 50° so lange getrocknet, bis das Gewicht des Rückstandes nur noch 50 Theile beträgt.

Natr. sulfur. sicc.
Darstellung wie bei Natr. carb. sicc.

Ol. camphorat.
Camphor. 1
Ol. Olivar. 9
Die Lösung wird filtrirt.

Ol. camphor. forte.
Camphorae 1
Ol. Olivar. 4
Die Lösung wird filtrirt.

Ol. cantharidat.
Canth. pulv. gr. 3
Ol. Olivar. 10
Die Mischung wird 10 Stunden im Dampfbade belassen; dann wird abgepresst und filtrirt.

Ol. Chloroformii.
Chloroform. 1
Ol. Olivar. 1

Ol. Hyoscyami.
Hb. Hyoscyam. conc. . . 4
werden mit
Spirit. 3
befeuchtet einige Stunden hingestellt, dann nach Zusatz von
Ol. Olivar 40
im Dampfbade bis zur Verflüchtigung des Weingeistes er-

wärmt. Hierauf wird abgepresst und filtrirt.

Ol. Terebinth. rectif.
Ol. Terebinth. 1
wird geschüttelt mit
Aq. Calc. 6
dann wird abdestillirt, bis etwa 0,75 Theile Oel übergegangen sind. Spez. Gew. 0,860 bis 0,870.

Oxymel Scillae.
Acet. Scillae 1
und
Mell. depurat. 2
werden im Dampfbade auf zwei Theile eingeengt und durchgeseiht.

Pilul. aloët. ferrat.
Ferr. sulf. sicc. 1
und
Aloës pulv. . . . . _
werden mit Seifenspiritus zur Pillenmasse angestossen, aus welcher Pillen von 0,1 Grm. Gewicht geformt werden, die mit Aloëtinktur schwarz und glänzend gemacht werden.

Pilul. Ferri carb. Blaudii.
Ferr. sulfuric. sicc. . . . 9
Sacchar. pulv. 3
Kal. carbonic. pulv. . . 7
Magnes. ust. 0,7
Rad. Althaeae pulv. . . 1,3
werden mit ungefähr
Glycerini 4
zur Pillenmasse angestossen und daraus Pillen von 0,25 g geformt. Mit Lycopodium zu bestreuen.

Pilul. Jalapae.
Sap. jalapin. 3
Tub. Jalap. pulv. 1
Es werden Pillen von 0,1 Grm. Gewicht daraus bereitet.

Pilul. Kreosoti.
Kreosoti. 10
Rad. Liquirit pulv. . . . 19

Glycerini 1
werden zur Pillenmasse verarbeitet und Pillen zu 0,15 g daraus geformt. Mit Zimmtpulver zu bestreuen.

Potio Riveri.
Acid. citric. 4
Aq. dest. 190
Natr. carbon. 9

Pulp. Tamarind. dep.
Pulp. Tamarind. crud wird mit heissem Wasser erweicht, durch ein Sieb No. 4 gerieben und im Dampfbade im Porzellangefäss zur Konsistenz eines dicken Extraktes eingedampft. Von diesem Muse werden 5 Theile noch warm mit
Sacch. pulv. 1
gemischt.

Pulv. aërophor.
Natr. bicarb. pulv. . . . 26
Acid. tartaric. pulv. . . 24
Sacch. pulv. 50
Die Bestandtheile müssen gut getrocknet sein.

Pulv. aërophor. angl.
Natr. bicarb. pulv. . . . 2
Acid. tartaric. pulv. . . 1,5
Das Natronbicarbonat wird für sich in gefärbter, die Säure in weisser Papierkapsel abgegegeben.

Pulv. aërophor. laxans.
Tart. natronat. pulv. . . 7,5
und
Natr. bicarb. pulv. . . . 2,5
werden gemischt und für sich in gefärbter Papierkapsel und
Acid. tartar. pulv. . . . 2
in weisser Papierkapsel abgegeben.

Pulv. gummosus.
Gumm. arab. pulv. . . . 50
Rad. Liquir. pulv. . . . 30
Sacch. pulv. 20

† Pulv. Ipecac. opiat.
Opii pulv. 10
Rad. Ipecac. pulv. . . . 10
Sacch. Lact. pulv. . . . 80

Pulv. Liquir. comp.
Sacch. pulv. 50
Fol. Senn. pulv. 15
Rad. Liquir. pulv. . . . 15
Fruct. Foenic. pulv. . . 10
Sulf. depurat. 10

Pulv. Magn. c. Rheo.
Magn. carbon. pulv. . . 50
Elaeosacch. Foenic. . . 35
Rad. Rheï. pulv. 15

Pulv. salicyl. c. Talco.
Acid. salicyl. pulv. . . . 3
Amyl. pulv. 10
Talc. pulv. 87

† Resina Jalapae.
Tub. Jalap. pulv. gr. . . 1
wird mit
Spirit. 4
24 Stunden digerirt und dann abgepresst. Der Rückstand wird nochmals ebenso behandelt mit
Spirit. 2
Die Flüssigkeiten werden filtrirt, der Weingeist abgezogen und das zurückgebliebene Harz mit warmem Wasser gewaschen, bis sich dieses nicht mehr färbt. Dann wird es im Dampfbade getrocknet.

Rotulae Menth. pip.
Rotul. Sacchari. 200
Ol. Menth. pip. 1
Spirit. 2

Die Plätzchen werden mit der weingeistigen Lösung des Oeles benetzt.

Rotulae Sacchari.
Sacch. pulv. wird, mit wenig Wasser gemischt, soweit erwärmt, dass eine halbflüssige, nicht durchsichtige Masse entsteht; die letztere wird alsdann in Form von Kugelabschnitten gebracht.

Sal Carolin. factit.
Natr. sulfur. sicc. 44
Kal. sulfur. pulv. 2
Natr. chlorat. pulv. . . . 18
Natr. bicarb. pulv. . . . 36

Sapo Jalapinus.
Resin. Jalap. pulv. . . . 1
Sap. medicat. pulv. . . . 1

Sapo kalinus.
Ol. Lini. 20
Liq. Kal. caust. 27
Spirit. 2
Die Lauge wird mit dem Weingeist verdünnt und dann mit dem Oel gemischt, Die Mischung wird im Dampfbade im Zinn- oder Porzellangefässe bis zur Verseifung erwärmt.

Sapo medicatus.
Liq. Natr. caust. . . . 120
Adip. suill. 50
Ol. Olivar. 50
Die Lauge wird im Dampfbade erhitzt, dann nach und nach das vorher geschmolzene Fettgemenge eingetragen und die Mischung unter Umrühren ½ Stunde erhitzt. Nun fügt man
Spirit. 12
und, wenn die Masse gleichförmig geworden, nach und nach
Aq. dest. 200
hinzu. Dann erhitzt man, nöthigenfalls unter Zusatz kleiner Mengen Liq. Natr. caust. weiter, bis sich ein durchsich-

tiger, in heissem Wasser ohne Abscheidung von Fett löslicher Seifenleim gebildet hat. Hierauf wird eine filtrirte Lösung von

Natr. chlorat. crud.... 25
und
Natr. carb. crud..... 3
in
Aq. dest.......... 80

zugesetzt und die Masse bis zur vollständigen Abscheidung der Seife weiter erhitzt. Nach dem Erkalten wird die Seife mehrmals mit geringen Mengen Wasser ausgewaschen, vorsichtig, aber stark ausgepresst und in Stücke zerschnitten getrocknet.

Sebum salicylatum.

Acid. salicyl........ 2
Acid. benzoic...... 1
Seb. ovil.......... 97

Der Talg wird im Dampfbade geschmolzen und die Säuren darin gelöst.

Sirupi.

Sofern nichts anderes vorgeschrieben, werden die Sirupe in der Weise bereitet, dass der Zucker in dem angegebenen Lösungsmittel bei gelinder Wärme aufgelöst und die Lösung einmal aufgekocht wird.

Sirup. Althaeae.

Rad. Althae. conc.... 2
Spirit............ 1
Aq. dest.......... 50

Die Wurzel wird mit destillirtem Wasser gewaschen, dann 3 Stunden mit dem Wasser und Weingeist kalt ausgezogen und ohne Pressen abgeseiht. Aus 37 Theilen der Flüssigkeit und

Sacchar........... 63

werden ohne Verzug 100 Theile Sirup bereitet.

Sirup. Amygdalar.

Amygdal. dulc..... 15
  -      amar...... 3
Aq. dest.......... 40

Aus den geschälten Mandeln werden 40 Theile Emulsion bereitet, aus welchen mit

Sacchar........... 60

durch einmaliges Aufkochen 100 Theile Sirup erhalten werden.

Sirup. Aurant. Cort.

Cort. Aurant. Fruct... 1
wird mit
Vin. alb.......... 9

2 Tage macerirt. 8 Theile des Filtrates geben mit

Sacchar........... 12

20 Theile Sirup.

Sirup. Cerasorum.

Saure, schwarze Kirschen werden mit den Kernen zerstossen und so lange bei etwa 20° stehen gelassen bis ein Raumtheil einer abfiltrirten Probe sich mit 0,5 Raumtheilen Weingeist ohne Trübung mischen lässt. Dann wird abgepresst und filtrirt. 7 Theile Filtrat geben mit

Sacchar........... 13

20 Theile Sirup.

Sirup. Cinnamomi.

Cort. Cinnam. pulv. gr. 1
Aq. Cinnam........ 5

Das Gemisch wird 2 Tage macerirt und dann abfiltrirt. 4 Theile Filtrat geben mit

Sacchar........... 6

10 Theile Sirup.

Sirup. Ferri jodat.

Aq. dest.......... 50
und
Jod............. 41

werden gemischt und in die Mischung nach und nach

Ferr. pulv......... 12

eingetragen unter Umrühren, bis Lösung entstanden ist. Die Lösung wird in

Sirup. simpl...... 850

filtrirt und das Filter mit dest. Wasser nachgewaschen, bis die Mischung 1000 Theile beträgt.

Sirup. Ferr. oxyd.

Ferr. oxyd. sacch. ... 1
wird gelöst in
Sirup. simpl. 1
und
Aq. dest. 1

Sirup. Ipecacuanh.

Rad. Ipecac. conc. ... 1
Spirit. 5
Aq. dest. 40
Die Mischung wird 2 Tage macerirt und dann abfiltrirt. 40 Theile Filtrat geben mit
Sacchar. 60
100 Theile Sirup.

Sirup. Liquiritiae.

Rad. Liquir. conc. ... 4
Liq. Ammon. caust. ... 1
Aq. dest. 20
Die Mischung wird nach 12stündigem Maceriren abgepresst, die abgepresste Flüssigkeit einmal zum Sieden erhitzt und im Dampfbade auf 2 Theile eingeengt. Der Rückstand wird versetzt mit
Spirit. 2
12 Stunden stehen gelassen und dann abfiltrirt. Das Filtrat wird durch Zusatz von Sir. simpl. auf 20 Theile gebracht.

Sirup. Mannae.

Mannae 10
Spirit. 2
Aq. dest. 33
Sacchar. 55
Die Manna wird im Wasser und Spiritus gelöst, die Lösung filtrirt und mit dem Zucker 100 Theile Sirup daraus bereitet.

Sirup. Menthae.

Fol. Menth. pip. conc. . 2
werden, nach Durchfeuchtung mit
Spirit. 1
mit
Aq. dest. 10
einen Tag macerirt und dann durchgeseiht 7 Theile Flüssigkeit geben mit
Sacchar. 13
20 Theile Sirup.

Sirup Papaveris.

Fruct. Papav. immat. conc. 10
werden, nach Durchfeuchtung mit
Spirit. 7
mit
Aq. dest. 70
24 Stunden macerirt und dann abgepresst. Die erhaltene Flüssigkeit wird einmal zum Sieden erhitzt, im Dampfbade auf 35 Theile eingeengt und filtrirt. Mit
Sacchar. 65
werden 100 Theile Sirup bereitet.

Sirup. Rhamn. cathart.

Darstellung wie bei Sir. Cerasor.

Sirup. Rheï.

Rad. Rheï conc. 10
Kal. carbon. 1
Boracis 1
Aq. dest. 80
Die Mischung wird 12 Stunden macerirt und dann unter gelindem Ausdrücken durchgeseiht. Die erhaltene Flüssigkeit wird zum Aufkochen erhitzt, erkalten lassen und filtrirt. 60 Theile Filtrat geben mit
Aq. Cinnam. 20
und
Sacchar. 120
200 Theile Sirup.

Sirup. Rubi Idaei.

Darstellung wie bei Sir. Cerasor.

Sirup. Senegae.

Rad. Seneg. conc. 1
Spirit. 1
Aq. dest. 9

Die Mischung wird 2 Tage macerirt dann abgepresst und filtrirt. '8 Theile Filtrat geben mit
Sacchar........... 12
20 Theile Sirup

Sirup. Sennae.
Fol. Senn. conc...... 10
und
Fruct. Foenic. cont. .. 1
werden nach Durchfeuchtung mit
Spirit............ 5
mit
Aq. dest.......... 60
12 Stunden macerirt und dann ohne Pressung durchgeseiht. Der Auszug w.rd einmal aufgekocht und nach dem Erkalten filtrirt. 35 Theile Filtrat geben mit
Sacchar........... 65
100 Theile Sirup.

Sirup. simplex.
Sacchar........... 3
geben mit
Aq. dest.......... 2
5 Theile Sirup.

Species aromaticae.
Fol. Menth. pip...... 2
Hb. Serpyll......... 2
Hb. Thymi.......... 2
Flor. Lavand........ 2
Caryophyll.......... 1
werden fein zerschnitten gemischt mit
Cubeb. pulv. gr...... 1

Species diureticae.
Rad. Levist. conc. ... 1
- Ononid. conc. ... 1
- Liquirit. conc. .. 1
Fruct. Junip. cont. ... 1

Species emollientes.
Fol. Althaeae pulv. gr. 1
  Malv.   - - . 1
Hb. Melilot. - - . 1
Flor. Chamom. pulv. gr. 1
Sem. Lini pulv. gr.... 1

Species laxantes.
Fol. Senn. conc..... 150
Flor. Sambuci 100
Fruct. Foenic. cont. .. 50
  - Anisi cont..... 50
Kal. tartaric........ 25
Acid. tartaric....... 15
Der Fenchel und Anis werden zunächst mit der Lösung des Kaliumtartrats in 50 Theilen dest. Wasser durchfeuchtet und nach halbstündigem Stehen mit der Lösung der Weinsäure in 16 Theilen Wasser durchtränkt, darauf getrocknet und mit den übrigen Substanzen gemischt.

Species Lignorum.
Lign. Guajaci conc. .. 5
Rad. Ononid. conc.... 3
  - Liquirit. conc. .. 1
Lign. Sassafras conc. . 1

Species pectorales.
Rad. Althae. conc. ... 8
  - Liquirit. conc. .. 3
Rhiz. Iridis conc. 1
Fol. Farfarae conc.... 4
Flor. Verbasci conc. .. 2
Fruct. Anisi cont..... 2

Spirit. aethereus.
Aether............ 1
Spirit............. 3
Spez. Gew. 0,805 bis 0.809.

Spir. Aether. nitros.
Acid. nitric........ 3
werden vorsichtig überschichtet mit
Spirit............ 5
und 2 Tage, ohne umzuschütteln, bei Seite gestellt. Dann wird die Mischung in einer Glasretorte aus dem Wasserbade abdestillirt, und zwar so lange

als noch etwas übergeht oder bis in der Retorte gelbe Dämpfe auftreten. Das Destillat wird in einer Vorlage aufgefangen, die enthält
Spirit. 5
Nach beendeter Destillation neutralisirt man das Destillat mit Magn. ust und rectificirt nach 24 Stunden aus dem Wasserbade bei anfänglich sehr gelinder Erwärmung, bis 8 Theile übergegangen sind; diese werden in einer Vorlage aufgefangen, welche 2 Theile Spiritus enthält. Spec. Gew. 0,840 bis 0,850.

Spirit. Angelic. comp.
Rad. Angelic. conc. . . 16
- Valerian. conc. . . 4
Fruct. Junip. cont. . . . 4
Spirit. 75
Aq. dest. 125
Das Gemisch wird 24 Stunden macerirt, dann 100 Theile abdestillirt. In dem Destillat werden
Camphor. 2
gelöst. Spez. Gew. 0,890 bis 0,900.

Spirit. camphorat.
Camphor. 1
Spirit. 7
Aq. dest. 2
Der Kampfer wird ohne Erwärmen im Weingeist gelöst und dann das Wasser hinzugesetzt. Spez. Gew. 0,885 bis 0,889.

Spiritus Cochleariae.
Herb. Cochleariae sicc . 4
Sem. Erucae pulv. . . . 1
Aqua destill. 40
werden drei Stunden aufeinander einwirken lassen, dann gemischt mit
Spiritus 15
und destillirt bis 20 Theile übergegangen sind. Spez. Gew. 0,908 bis 0,918.

Spirit. dilutus.
Spirit. 7
Aq. dest. 3
Spez. Gew. 0,892 bis 0,896.

Spirit. Formicarum.
Spirit. 35
Aq dest. 13
Acid. formicic. 2
Spez. Gew. 0,894 bis 0,898.

Spirit. Juniperi.
Fruct. Junip. cont. . . . 1
Spirit. 3
Aq. dest. 3
Das Gemisch wird 24 Stunden macerirt, dann werden 4 Theile abdestillirt. Spez. Gew. 0,895 bis 0,905.

Spirit. Lavand.
Flor. Lavand. 1
Spirit. 3
Aq. dest. 3
Das Gemisch wird 24 Stunden macerirt, dann werden 4 Theile abdestillirt. Spez. Gew. 0,895 bis 0,905.

Spirit. Meliss. comp.
Fol. Meliss. 14
Cort. Citri Fruct. 12
Sem. Myrist. 6
Cort. Cinnam. 3
Caryophyll. 3
Spirit. 150
Aq. dest. 250
Die Drogen werden mittelfein zerschniten oder grob zerstossen mit den Flüssigkeiten übergossen und dann 200 Theile abdestillirt. Spez. Gew. 0,900 bis 0,910.

Spirit. Menth. pip.
Ol. Menth. pip. 1
Spirit. 9
Spez. Gew. 0,836 bis 0,840.

Spirit. saponato-camph.
Spirit. camph. 60
- saponat. 175
Liq. Ammon. caust. . . 12
Ol. Thymi. 1
- Rosmarin 2

Die Mischung wird filtrirt.

Spirit. saponatus.
Ol. Olivar. 6
Liq. Kal. caust. 7
Spirit. 30
Aq. dest. 17

Das Oel wird mit der Lauge und 7,5 Theilen Weingeist unter öfterem Umschütteln bei Seite gestellt, bis die Verseifung erfolgt ist und eine Probe der Flüssigkeit sich mit Weingeist und Wasser ohne Trübung mischen lässt: Dann werden die übrigen 22,5 Theile Weingeist und das Wasser zugefügt und filtrirt. Spez. Gew. 0,925 bis 0,935.

Spirit. Sinapis.
Ol. Sinap. 1
Spirit. 49

Spez. Gew. 0,833 bis 0,837.

Styrax liqnid (dep.)
Storax wird im Dampfbade entwässert, in 1 Theil Weingeist gelöst, die Lösung filtrirt und eingedampft, bis das Lösungsmittel verflüchtigt ist.

Succ. Junip. inspiss.
Fruct. Junip. rec. 1
werden zerquetscht und mit
Aq. dest. ferv. 4

übergossen, 12 Stunden unter öfterem Umrühren stehen gelassen, und abgepresst Die Flüssigkeit wird nach dem Durchseihen zu einem dünnen Extrakte eingeengt.

Succ. Liquir. dep.
Wird durch kaltes Ausziehen von Succ. Liquir. mit Wasser und Eindampfen der klaren Flüssigkeit zu einem dicken Extrakte erhalten.

Sulfur. depurat.
Sulfur. sublim. pulv. . . 10
Aq. dest. 7
Liq. Ammon. caust. . . . 1

Der frisch gesiebte Schwefel wird mit den Flüssigkeiten angerührt, die Mischung nach eintägigem Stehen vollständig ausgewaschen, getrocknet und zerrieben.

Tart. boraxat.
Boracis. 2
Aq. dest. 15
Tart. depur. 5

Die Mischung wird im Dampfbade bis zur Lösung des Weinsteins erwärmt. Dann wird abfiltrirt und das Filtrat bei gelinder Wärme zu einer zähen, nach dem Erkalten zerreiblichen Masse abgedampft, die Masse, in Bänder ausgezogen, getrocknet und noch warm gepulvert.

Tincturae.
Tinkturen werden, soweit nichts anderes vorgeschrieben ist, in der Weise bereitet, dass die zerkleinerten Substanzen, mit dem Ausziehmittel übergossen, in gut verschlossenen Flaschen an einem schattigen Orte eine Woche macerirt werden. Alsdann wird abgeseiht, erforderlichenfalls auch abgepresst und nach dem Absetzen filtrirt.

Tinct. Absinthii.
Hb.- Absinth. conc. . . . 1
Spirit. dilut. 5

† Tinct. Aconiti.
Tub. Aconit. pulv. gr. . 1
Spirit. dilut. 10

Tinct. Aloës.
Aloës pulv. gr. 1
Spiritus 5

Tinct. Aloës composita.
Aloës pulv. gr. 6
Rad. Rhei conc. 1
- Gentian. conc. . . 1
Rhiz. Zedoar conc. . . . 1
Croci. 1
Spirit. dilut. 200

Tinct. amara.
Rad. Gentian. conc. . . 3
Hb. Centaur. conc. . . . 3
Cort. Aurant. Fruct. conc. 2
Fruct. Aurant. immat.
   pulv. gr. 1
Rhiz. Zedoar conc. . . . 1
Spirit. dilut. 50

Tinct. Arnicae.
Flor. Arnicae 1
Spirit. dilut. 10

Tinct. aromatica.
Cort. Cinnam. pulv. gr. 5
Rhiz. Zingib. conc. . . . 2
- Galang. conc. . . 1
Carophyll. conc. 1
Fruct. Cardam. cont. . . 1
Spirit. dilut. 50

Tinct. Aurantii.
Cort. Aurant. Fruct. conc. 1
Spirit. dilut. 5

Tinct. Benzoës.
Benzoës pulv. gr. 1
Spirit. 5

Tinct. Calami.
Rhiz. Calam. conc. . . . 1
Spirit. dilut. 5

† Tinct. Cantharid.
Canthar. pulv. gr. 1
Spirit. 10

Tinct. Capsici.
Fruct. Capsic. conc. . . 1
Spirit. 10

Tinct. Catechu.
Catech. pulv. gr. 1
Spirit. dilut. 5

Tinct. Chinae.
Cort. Chin. pulv. gr. . . 1
Spirit. dilut. 5

Tinct. Chinae comp.
Cort. Chin. pulv. gr. . . 6
- Aurant. Fruct. conc. 2
Rad. Gentian. conc. . . 2
Cort. Cinnam. pulv. gr. 1
Spirit. dilut. 50

Tinct. Cinnam.
Cort. Cinnam. pulv. gr. 1
Spirit. dilut. 5

† Tinct. Colchici.
Sem. Colchici pulv. gr. . 1
Spirit. dilut. 10

† Tinct. Colocynth.
Fruct. Colocynth. sine
   sem. conc. 1
Spirit. 10

† Tinct. Digitalis.
Fol. Digital. sicc. 1
Spirit. dilut. 10

Tinct. Ferr. chlorat. aeth.
Liq. Ferr. sesquichl. . . 1
Aether. 2
Spirit. 7

Die Mischung wird in weissen, nicht ganz gefüllten, gut verkorkten Flaschen den Sonnenstrahlen ausgesetzt, bis sie entfärbt ist. Dann werden die Flaschen an einen schattigen Ort gebracht und bisweilen geöffnet, bis der Inhalt eine gelbe Farbe angenommen hat. Spez. Gew. 0,850 bis 0 860.

Tinct. Ferr. pomati.

Extr. Ferr. pomat. ... 1
Aq. Cinnamom. 9
Die Lösung wird filtrirt.

Tinct. Gallarum.

Gallar. pulv. gr. 1
Spirit. dilut. 5

Tinct. Gentianae.

Rad. Gentian. conc. .. 1
Spirit. dilut. 5

† Tinct. Jodi.

Jodi 1
Spirit. 10
Das zerriebene Jod wird in einer Glasstöpsel-Flasche ohne Erwärmen im Weingeist gelöst. Spez. Gew. 0,895 bis 0,898.

† Tinct. Lobeliae.

Hb. Lobeliae conc. ... 1
Spirit. dilut. 10

Tinct. Myrrhae.

Myrrhae pulv. gr. 1
Spirit. 5

† Tinct. Opii benzoïca.

Opii pulv. 1
Anetholi 1
Camphor. 2
Acid. benzoïc. 4
Spirit. dilut. 192

† Tinct. Opii crocata.

Opii pulv. 15
Croci 5
Caryophyll. conc. 1
Cort. Cinn. pulv. gr. .. 1

Spirit. dilut. 70
Aq. dest. 70
Spez. Gew. 0,980 bis 0,984.

† Tinct. Opii simplex.

Opii pulv. 15
Spirit. dilut. 70
Aq. dest. 70
Spez. Gew. 0,974 bis 0,978.

Tinct. Pimpinellae.

Rad. Pimpinell. conc. . 1
Spirit. dilut. 5

Tinct. Ratanhae.

Rad. Ratanh. conc. ... 1
Spirit. dilut. 5

Tinct. Rheï aquosa.

Rad. Rheï conc. 10
Boracis 1
Kal. carbon. 1
Aq. dest. ferv. 90
Cinnamom. 15
Spirit. 9
Die in Scheiben geschnittene, pulverfreie Rhabarberwurzel, der Borax und das Kaliumcarbonat werden mit dem siedend heissen Wasser übergossen, im verschlossenen Gefäss ¼ Stunde stehen gelassen und dann der Weingeist zugesetzt. Nach 1 Stunde wird abgeseiht, der Rückstand gelinde ausgedrückt und der Flüssigkeit das Zimmtwasser zugesetzt.

Tinct. Rheï vinosa.

Rad. Rheï in tabul. conc. 8
Cort. Aurant. Fruct. conc. 2
Fruct. Cardamom. cont. 1
Vin Xerens 100
In der nach dem Filtriren erhaltenen Tinktur wird der siebente Theil ihres Gewichtes Zucker gelöst.

Tinct Scillae.
Bulb. Scill. conc. 1
Spirit. dilut. 5

† Tinct. Strophanthi.
Sem. Strophanthi pulv. 1
Spirit. dilut. 10

† Tinct. Strychni.
Sem. Strychn. pulv. gr. 1
Spirit. dilut. 10

Tinct. Valerianae.
Rad. Valerian. conc. .. 1
Spirit. dilut. 5

Tinct. Valerian. aetherea.
Rad. Valerian. conc. .. 1
Spirit. aether. 5

† Tinct. Veratri.
Rhizom. Veratr. conc. . 1
Spirit. dilut. 10

Tinct. Zingiberis.
Rhiz. Zingib. conc. ... 1
Spirit. dilut. 5

Unguenta.
Bei Bereitung von Salben ist so zu verfahren, dass die schwerer schmelzbaren Bestandtheile für sich oder unter geringem Zusatze der leichter schmelzbaren Körper geschmolzen und die letzteren der geschmolzenen Masse nach u. nach bei möglichst niedriger Temperatur zugesetzt werden. Die nur aus Wachs oder Harz und Fett oder Oel bestehenden Salben müssen nach erfolgtem Zusammenschmelzen bis zum Erkalten gerührt werden. Wasserhaltige Zusätze werden den Salben während des Erkaltens beigemischt. Pulverförmige Körper müssen als feinstes, wenn nöthig, geschlämmtes Pulver verwendet werden und sind mit einer kleinen Menge des Salbenkörpers anzureiben. Extrakte und Salze sind mit Wasser anzureiben oder zu lösen mit Ausnahme des Brechweinsteins, welcher als feines, trockenes Pulver verwendet wird.

Ungt. acidi borici.
Acid. boric. pulv. 1
Ungt. Paraffini 9

Ungt. Adipis Lanae.
Adipis Lanae 20
werden bei gelinder Wärme mit
Aqu. destill. 5
gemischt und zugefügt
Ol. Olivar. 5

Ungt. basilicum.
Ol. Olivar. 9
Cerae flav. 3
Colophon 3
Seb. ovil. 3
Terebinth. 2

Ungt. Cantharidum.
Ol. Canthar. 3
Cerae flav. 2

Ungt. Canth. pro us. veterin.
Cantharid. pulv. 2
Ol. Olivar 2
Adipis 2
werden 10 Stunden im Wasserbade erwärmt, dann zugefügt
Cerae flav. 1
Terebinth 2
Euphorbii pulv. 1

Ungt. cereum.
Ol. Olivar. 7
Cerae flav. 3

Ungt. Cerussae.
Cerussae pulv. 3
Ungt. Paraffini 7

Ungt. Ceruss. camph.
Ungt. Cerussae 19
Camphor. trit. 1

Ungt. diachylon.
Emplatr. Litharg. 1
Ol. Olivar. 1
Die Bestandtheile werden auf dem Wasserbade geschmolzen und dann bis zum Erkalten gerührt. Nach einigen Stunden wird nochmals umgerührt.

Ungt. Glycerini.
Amyli. 10
werden mit
Aq. dest. 15
angerieben und zu
Glycerin. 90
zugemischt. Das Ganze wird unter Umrühren erhitzt, bis eine durchscheinende Gallerte entstanden ist.

Ungt Hydrarg. album.
Hydrarg. praecip. alb. 1
Ungt. Paraffini 9

Ungt. Hydrarg. ciner.
Hydrargyri 100
Adipis Lanae anhydr. . 15
Ol. Olivar. 3
Werden verrieben, bis Quecksilberkugeln für das unbewaffnete Auge nicht mehr sichtbar sind. Darauf wird zugefügt ein nahezu erkaltetes Gemisch aus
Adipis suill. 112
Sebi ovili 70

Ungt. Hydrarg. rubr.
Hydrarg. oxydat. 1
Ungt. Parraffin. 9

Ungt. Kalii jodati.
Kal. jodat. 20
Natr. thiosulfur. 0,25
Aq. dest. 15
Adip. suill. 165

Ungt. leniens.
Cerae alb. 7
Cetac. 8
Ol. Amygdal. 57
Aq. dest. 28
Zu 50 Grm. der schaumig gerührten Salbe mischt man 1 Tropfen Ol. Rosae.

Ungt. Paraffini.
Paraffin. solid. 1
Paraffin. liquid. 4

Ungt. Plumbi.
Liq. Plumb. subacet. . . 1
Ungt. Paraffini 8
Adip. Lanae 1

Ungt. Plumbi tannici.
Acid. tannic. 1
Liq. Plumb. subacet. . . 2
Adip. suill. 17
Die Gerbsäure wird mit dem Bleiessig angerieben und dann das Fett beigemischt.

Ungt. Rosmarin. comp.
Adip. suill. 16
Seb. ovil. 8
Cerae flav. 2
Ol. Nucist. 2
Der fertigen Mischung werden zugesetzt.
Ol. Rosmarin. 1
- Juniperi 1

Ungt. Tart. stibiat.
Tart. stibiat. pulv. . . . 2
Ungt. Paraffini 8

Ungt. Terebinth.
Terebinth. 1
Cerae flav. 1
Ol. Terebinth. 1

Ungt. Zinci.
Zinc. oxydat. ven. ... 1
Adip. suill. 9

Vinum camphoratum.
Camphor. 1
Spirit. 1
Muc. Gumm. arab. ... 3
Vin. alb. 45
Der Kampher wird im Weingeist gelöst und nach und nach unter Umschütteln Gummischleim und Weisswein zugesetzt.

Vinum chinae.
Gelatinae 1
Aquae dest. 10
Vini Xerensis 1000
Cort. Chin. gr. pulv. ... 40
Gelatine wird im Wasser gelöst, die warme Lösung dem Wein zugesetzt, darauf die Chinarinde und nun 8 Tage macerirt, abgepresst und zugefügt
Sacchari alb. 100
Tinct. Aurant 2
Nach vierzehntägigem Stehen wird filtrirt.

† Vinum Colchici.
Sem. Colch. pulv. gr. . . 1
Vin. Xerens. 10
Wird behandelt wie eine Tinktur.

Vinum Condurango.
Cort. Condurang. conc. 1
Vin. Xerens. 10
Wird behandelt wie eine Tinktur

† Vinum Ipecacuanhae.
Rad. Ipecac. conc. ... 1
Vin. Xerens. 10
Wird behandelt wie eine Tinktur.

Vinum Pepsini.
Pepsin. 24
Glycerin. 20
Acid. hydrochl. 3
und
Aq. dest. 20
werden gemischt, 24 Stunden unter öfterem Umschütteln stehen gelassen und dann filtrirt. Dem Filtrate werden zugesetzt
Sirup. simpl. 92
Tinct. Aurant. 2
und
Vin. Xerens. 839
oder so viel, dass das Gesammtgewicht 1000 Theile beträgt.

† Vinum stibiatum.
Tart. stibiat. 1
Vin. Xerens. 249
Die Lösung wird filtrirt.

Ta

enthaltend die grössten Gaben (Maximaldosen

Der Apotheker darf eine Arznei zum innerlichen Gebrauche, welc
enthält, nur dann abgeben, wenn die grössere Gabe durch ein At
gilt auch für die Verordnung eines der genannte

	Grösste Einzelgabe Gramm	Grössl Tagesg Gramn
Acetanilidum	0,5	1,5
Acidum arsenicosum	0,005	0,01
Acidum carbolicum	0,1	0,3
Agaricinum	0,1	—
Amylenum hydratum	4,0	8,0
Apomorphinum hydrochloricum	0,02	0,06
Aqua Amygdalarum amararum	2,0	6,0
Argentum nitricum	0,03	0,1
Atropinum sulfuricum	0,001	0,00
Bromoformium	0,5	1,5
Cantharides	0,05	0,15
Chloralum formamidatum	4,0	8,0
Chloralum hydratum	3,0	6,0
Chloroformium	0,5	1,5
Cocaïnum hydrochloricum	0,05	0,15
Codeïnum phosphoricum	0,1	0,3
Coffeïno-Natrium salicylicum	1,0	3,0
Coffeïnum	0,5	1,5
Cuprum sulfuricum	1,0	—
Extractum Belladonnae	0,05	0,15
Extractum Colocynthidis	0,05	0,15
Extractum Hyoscyami	0,1	0,3
Extractum Opii	0,15	0,5
Extractum Strychni	0,05	0,1
Folia Belladonnae	0,2	0,6
Folia Digitalis	0,2	1,0
Folia Stramonii	0,2	0,6
Fructus Colocynthidis	0,3	1,0
Gutti	0,3	1,0
Herba Conii	0,2	0,6
Herba Hyoscyami	0,4	1,2
Herba Lobeliae	0,1	0,3
Homatropinum hydrobromicum	0,001	0,00
Hydrargyrum bichloratum	0,02	0,06
Hydrargyrum bijodatum	0,02	0,06
Hydrargyrum cyanatum	0,02	0,06
Hydrargyrum oxydatum	0,02	0,06
Hydrargyrum oxyd. via humida paratum	0,02	0,06
Hydrargyrum salicylicum	0,02	—
Hydrastininum hydrochloricum	0,03	0,1

A

...eimittel für einen erwachsenen Menschen.

...untenstehenden Mittel in grösserer als der hier bezeichneten Gabe
...en (!) seitens des Arztes besonders hervorgehoben worden ist. Dies
...r Form des Klystiers oder des Suppositoriums.

	Grösste Einzelgabe Gramm	Grösste Tagesgabe Gramm
...oformium	0,2	0,6
...um	0,02	0,06
...osotum	0,5	1,5
...uor Kalii arsenicosi	0,5	1,5
...hylsulfonalum	2,0	4,0
...phinum hydrochloricum	0,03	0,1
...um Crotonis	0,05	0,15
...um	0,15	0,5
...aldehydum	5,0	10,0
...nacetinum	1,0	3,0
...sphorus	0,001	0,003
...sostigminum salicylicum*)	0,001	0,003
...carpinum hydrochloricum	0,02	0,04
...mbum aceticum	0,1	0,3
...ophyllinum	0,1	0,3
...vis Ipecacuanhae opiatus	1,5	5,0
...toninum	0,1	0,3
...polaminum hydrobromicum	0,001	0,003
...nen Strychni	0,1	0,2
...ychninum nitricum	0,01	0,02
...fonalum	2,0	4,0
...tarus stibiatus	0,2	0,6
...eobrominum natrio-salicylicum	1,0	6,0
...ctura Aconiti	0,5	1,5
...ctura Cantharidum	0,5	1,5
...ctura Colchici	2,0	6,0
...ctura Colocynthidis	1,0	3,0
...ctura Digitalis	1,5	5,0
...ctura Jodi	0,2	0,6
...ctura Lobeliae	1,0	3,0
...ctura Opii crocata	1,5	5,0
...ctura Opii simplex	1,5	5,0
...ctura Strophanthi	0,5	1,5
...ctura Strychni	1,0	2,0
...bera Aconiti	0,1	0,3
...atrinum	0,005	0,015
...um Colchici	2,0	6,0
...cum sulfuricum	1,0	—

*) Physostigminum sulfuric. wird nur in der Thierheilkunde verwendet.

Uebersicht über die zwischen +1°

der bei den Revisionen der Apotheken fest:

Bei denjenigen Flüssigkeiten, deren spez. Gewicht bei + 15° ni
Grenzen bewegen darf, ist eine Schwankung in gleicher Höhe

	15°	12°	13°	14°
Acidum aceticum dilutum	**1,041**	1,042	1,042	1,04)
Acidum hydrobromicum	**1,208**	1,209	1,209	1,20(
Acidum hydrochloricum	**1,124**	1,125	1,125	1,124
Acidum nitricum	**1,153**	1,155	1,154	1,15:
Acidum phosphoricum	**1,154**	1,155	1,155	1,154
Acidum sulfuricum	**1,836—1,840**	1,841	1,840	1,83(
Acidum sulfuricum dilutum	**1,110—1,114**	1,114	1,113	1,11:
Aether	**0,720**	0,722	0,721	0,72
Aether aceticus	**0,900—0,904**	0,904	0,904	0,90:
Aether bromatus	**1,453—1,457**	1,460	1,458	1,45(
Alkohol absolutus	**0,796—0,800**	0,801	0,801	0,80(
Chloroformium	**1,485—1,489**	1,492	1,490	1,48:
Glycerinum	**1,225—1,235**	1,232	1,231	1,23(
Liquor Aluminii acetici	**1,044—1,048**	1,046	1,046	1,04(
Liquor Ammonii acetici	**1,032—1,034**	1,034	1,034	1,03:
Liquor Ammonii caustici	**0,960**	0,961	0,961	0,96(
Liquor Ferri sesquichlorati	**1,280—1,282**	1,283	1,282	1,28:
Liquor Kali caustici	**1,138—1,140**	1,141	1,141	1,14(
Liquor Kalii acetici	**1,176—1,180**	1,179	1,179	1,17
Liquor Kalii carbonici	**1,330—1,334**	1,333	1,333	1,33
Liquor Natri caustici	**1,168—1,172**	1,171	1,171	1,17
Liquor Plumbi subacetici	**1,235—1,240**	1,239	1,239	1,23
Mixtura sulfurica acida	**0,990—1,002**	0,998	0,998	0,99
Spiritus	**0,830—0,834**	0,834	0,834	0,83
Spiritus aethereus	**0,805—0,809**	0,809	0,809	0,80
Spiritus Aetheris nitrosi	**0,840—0,850**	0,847	0,846	0,84
Spiritus dilutus	**0,892—0,896**	0,896	0,896	0,89
Tinctura Opii crocata	**0,980—0,984**	0,983	0,983	0,98
Tinctura Opii simplex	**0,974—0,978**	0,978	0,977	0,97

25° eintretenden Veränderungen

n specifischen Gewichte von Flüssigkeiten.

einzige Zahl beschränkt ist, sondern sich innerhalb gewisser einzelnen Wärmegrade zwischen + 12° bis − 25° gestattet.

?°	17°	18°	19°	20°	21°	22°	23°	24°	25°
›40	1,040	1,039	1,039	1,038	1,038	1,037	1,037	1,036	1,036
›08	1.207	1,207	1,206	1,206	1,205	1,205	1,204	1,204	1,203
›24	1,123	1,123	1,122	1,122	1,122	1,121	1,121	1,120	1,120
›52	1,151	1,151	1,150	1,149	1,149	1,148	1,147	1,147	1,146
›54	1,153	1,153	1,153	1,152	1,152	1,152	1,151	1,151	1,151
›37	1,836	1,835	1,834	1,833	1,832	1,830	1,829	1,828	1,827
›12	1,111	1,111	1,110	1,110	1,109	1,109	1,108	1,108	1,107
›19	0,718	0,717	0,716	0,715	0,713	0,712	0,711	0,710	0,709
›01	0,900	0,900	0,899	0,898	0,897	0,896	0,896	0,895	0,894
›53	1,451	1,449	1,447	1,445	1,443	1.441	1,439	1,437	1,435
›99	0,798	0,797	0,796	0,796	0,795	0,794	0,794	0,793	0,792
›85	1,483	1,481	1,479	1,477	1,475	1,473	1,472	1,470	1,469
229	1,229	1,228	1,228	1,227	1,227	1,226	1,225	1,225	1,224
›45	1,045	1,044	1,044	1,044	1,044	1,043	1,043	1,043	1,043
›33	1,033	1,032	1,032	1,032	1,032	1,031	1,031	1,031	1,031
›60	0,959	0,959	0,959	0,959	0,958	0,958	0,958	0,958	0,957
281	1,280	1,280	1,280	1,279	1,279	1,279	1,278	1,278	1,278
139	1,139	1,139	1,138	1,138	1,137	1,137	1,137	1,136	1,136
178	1,177	1,177	1,176	1,176	1,176	1,176	1,175	1,174	1,174
332	1,331	1,331	1,330	1,330	1,330	1,329	1,329	1,328	1,328
169	1,169	1,168	1,168	1,167	1,167	1,166	1,166	1,165	1,165
238	1,237	1,237	1,236	1,236	1,236	1,235	1,235	1,234	1,234
996	0,995	0,994	0,993	0,992	0,991	0,990	0,990	0,989	0,988
831	0,830	0,830	0,829	0,828	0,827	0,825	0,826	0,825	0,824
806	0,805	0,804	0,803	0,803	0,802	0,801	0,801	0,800	0,799
844	0,844	0,843	0,842	0,841	0,840	0,839	0,838	0,837	0,836
893	0,893	0,892	0,891	0,890	0,889	0,888	0,887	0,887	0,886
981	0,981	0,980	0,980	0,979	0,979	0,978	0,977	0,977	0,976
975	0,975	0,974	0,974	0,973	0,973	0,972	0,972	0,971	0,971

Verlag von Julius Springer in Berlin N.

Pharmaceutische Zeitung.

Central-Organ

für die

gewerblichen und wissenschaftlichen Angelegenheiten der Pharmacie und verwandter Berufs- und Geschäftszweige.

Begründet von **H. Mueller** in Bunzlau.

Verantwortlicher Redakteur: **Dr. H. Böttger** in Berlin.

Jährlich 104 Nummern.

Preis vierteljährlich M. 2,50. — Bei portofreier Zusendung durch die Expedition vierteljährlich M. 4,—, Ausland M. 5,—.

Verlag und Expedition:

Berlin N. 24, Monbijouplatz 3.

Anzeigen

müssen für die

Mittwochsnummer bis Montag Vormittag,
Sonnabendnummer bis Donnerstag Vormittag
in den Händen der Expedition sein.

Preis der einspaltigen Petitzeile 20 Pf.

MIX
Papier aus verantwortungsvollen Quellen
Paper from responsible sources
FSC® C105338

If you have any concerns about our products,
you can contact us on
ProductSafety@springernature.com

In case Publisher is established outside the EU,
the EU authorized representative is:
**Springer Nature Customer Service Center GmbH
Europaplatz 3, 69115 Heidelberg, Germany**

Printed by Libri Plureos GmbH
in Hamburg, Germany